AF589035

OSTÉOLYMPHATISME

DU

CHEVAL DE COURSE

ET

NOUVELLE MÉTHODE

D'

EXERCICE ET D'ENTRAINEMENT

BIBLIOTHÈQUE NATIONALE R.F. IMPRIMÉS

8 T

OSTÉOLYMPHATISME

DU

CHEVAL DE COURSE

ET

NOUVELLE MÉTHODE

D'

EXERCICE ET D'ENTRAINEMENT

B.F. BIBLIOTHÈQUE NATIONALE IMPRIMÉS

PAR

Le Dr Th. MINIÈRE

LAURÉAT DE L'ACADÉMIE DE MÉDECINE
PRÉSIDENT HONORAIRE DU COMICE AGRICOLE
de l'arrondissement de Nérac.

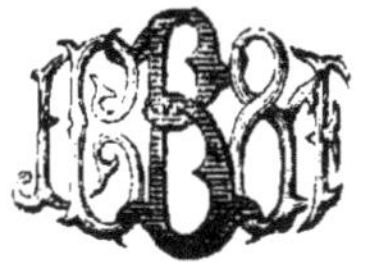

PARIS
LIBRAIRIE J.-B. BAILLIÈRE ET FILS
19, RUE HAUTEFEUILLE, 19

1914

BIBLIOTHÈQUE R.F.

CONSIDÉRATIONS GÉNÉRALES

Le pur sang anglais possède un organisme merveilleusement façonné pour la locomotion rapide. L'origine, la sélection, l'hygiène, où l'alimentation intensive a joué un rôle prépondérant, l'ont doté au plus haut degré des trois qualités maîtresses qui le caractérisent : l'impressionnabilité, l'énergie et la précocité. Mais le progrès exige le plus souvent sa rançon, et on constate que, parallèlement pour ainsi dire au développement de ses qualités, certaines affections apparaissent chez lui d'une manière de plus en plus fréquente. Les troubles digestifs, les tares osseuses, les adénopathies viennent souvent compromettre ou interrompre la carrière de l'animal qui semblait donner le plus de promesses.

L'étiologie de ces tares osseuses, qui sont

parfois assez graves pour provoquer la fracture de l'os; de ces adénopathies, qui peuvent déterminer par compression la paralysie du nerf laryngé inférieur et conséquemment le cornage, était restée obscure jusqu'à ces dernières années. Les recherches de Marfan (1) sur le rachitisme de l'enfant lui ont permis d'édifier récemment, — en s'appuyant sur les travaux de Metchnikoff sur la phagocytose, et sur les observations de Pirone, Moro, Rosenstern sur la leucocytose digestive, — une théorie qui satisfait d'autant plus l'esprit qu'elle peut s'appliquer à la pathologie animale comme à la pathologie humaine.

On verra dans ces pages, après un aperçu sur le rôle des globules rouges et des globules blancs du sang, comment les troubles digestifs, si fréquents chez le poulain, peuvent, par leur chronicité, être la cause des maladies dont nous avons parlé.

(1) A.-B. Marfan, professeur à la Faculté de médecine de Paris. Le Rachitisme, 1 vol. in-16 (*Actualités médicales*). — Article Rachitisme, *in* Traité de médecine de Gilbert et Thoinot, fasc. XXXIX.

La croyance que l'exercice est la cause de lésions qui débutent dans la moelle osseuse nous paraît basée sur une erreur étiologique. Il doit au contraire intervenir comme un des meilleurs moyens préventifs à leur opposer.

Le pur sang anglais est fait pour courir comme l'oiseau pour voler ; et plus tôt que ce dernier il est adapté à sa fonction, puisqu'il naît les yeux ouverts, debout, tout prêt à galoper dans la prairie, à côté de sa mère, dès sa naissance.

L'exercice que nous décrivons, méthodique, sagement mesuré, progressif comme l'alimentation elle-même avec laquelle il doit marcher parallèlement, lui servant de correctif et d'adjuvant, se présente sous une forme nouvelle qui peut constituer aussi un bon moyen préventif contre le claquage, dont nous dirons quelques mots.

APERÇU SUR LE ROLE DES GLOBULES ROUGES ET DES GLOBULES BLANCS DU SANG

Le sang n'est pas homogène. Il se compose d'une partie liquide, le plasma, qui tient en suspension des corpuscules solides, les globules rouges et les globules blancs.

Le globule rouge est une cellule spécialisée. Il est le porteur de l'oxygène. Grâce au fer que renferme son hémoglobine, il se charge, dans le poumon, d'oxygène qu'il cède ensuite à l'organisme sous forme d'oxygène naissant particulièrement propre aux oxydations. De ce fait, il est un des producteurs les plus importants de l'énergie dans l'organisme en même temps qu'un facteur prépondérant de la chaleur animale.

Le globule blanc ou leucocyte est un véritable microorganisme. Carrel vient de montrer que les cellules conjonctives — que certains histologistes pensent être des leucocytes immobilisés — arrivent, en milieu favorable, à vivre et à se multiplier indéfiniment comme des colonies microbiennes.

Metchnikoff, dans sa théorie de la phagocytose, a décrit le rôle multiple du leucocyte vis-à-vis de certains corps étrangers, des microbes, des cellules vieillies, etc... Toutes ces actions se résument à une digestion intracellulaire et servent à la défense de l'organisme. A ce point de vue le globule blanc peut être considéré comme un estomac ambulant.

On voit encore le leucocyte absorber des médicaments et les transporter au point où ils doivent agir.

« A l'égard des aliments, le globule blanc remplit les mêmes fonctions qu'à l'égard des médicaments. Il sert à leur absorption, à leur transformation et à leur distribution aux éléments cellulaires qui en ont besoin. Son rôle dans l'absorption des graisses qui suivent la voie des chilifères n'est pas douteux. Son action est peut-être aussi nécessaire pour l'absorption et la digestion des matières albuminoïdes qui, après avoir subi l'action des sucs digestifs, n'ont pas la même constitution que les albuminoïdes qui composent nos tissus et ont besoin d'être encore modifiés avant de pouvoir être réellement absorbés. » (Marcel Labbé) (1).

C'est pour compléter la digestion des aliments et, au besoin, rendre leurs toxines inoffensives, qu'il se fait dans le sang une poussée leucocytaire au moment où les premiers produits sont élaborés par l'estomac.

En considérant le globule blanc dans son rôle si divers, nous nous le représentons comme le soldat sans défaillance qui veille à la défense et à la sécurité de l'organisme, comme l'ouvrier consciencieux sans cesse occupé à la nutrition et à la restauration de toutes les parties de l'économie.

(1) Marcel Labbé, professeur agrégé à la Faculté de médecine de Paris. Le Sang. Paris, 1910.

L'OSTÉOLYMPHATISME DU CHEVAL DE COURSE

Les tares osseuses sont particulièrement fréquentes chez le pur sang anglais. Les auteurs classiques les attribuaient uniquement à des causes locales. Mais Georges Joly (1) les a réunies et en a fait une affection distincte qu'il a décrite, avec un grand talent, sous le nom d'*ostéite de fatigue*. Il s'agirait selon lui d'une maladie professionnelle, et c'est la fatigue qui la provoquerait. Cet auteur ne fait pas connaître le mécanisme par lequel la fatigue peut l'engendrer directement. Il aurait été intéressant, par exemple, de savoir comment elle peut être la cause efficiente et directe de

(1) GEORGES JOLY, les Maladies du cheval de troupe. Paris, 1904, 1 vol. in-18, cart.

cette ostéite qui débute dans la profondeur même de l'os pour n'atteindre que plus tard ses parties extérieures, *en évoluant par conséquent de la moelle osseuse vers le périoste.*

D'autre part, comme il est d'observation courante que chez le poulain très jeune des tares osseuses apparaissent sans que l'on puisse incriminer la fatigue, on en est alors réduit à faire jouer à l'hérédité un rôle qu'elle ne peut pas avoir.

On ne peut méconnaître que quelques-unes de ces lésions proviennent d'une cause locale, nombre de périostoses, par exemple; mais la plupart d'entre elles relèvent d'une cause générale. Celles-ci constituent alors un des symptômes d'une affection connue depuis longtemps des médecins, qui en ont donné une description très détaillée, sous le nom, d'ailleurs impropre, de rachitisme. La pathologie comparée nous montre, en effet, que le rachitisme des médecins et l'ostéite de fatigue de Joly sont une même maladie. Marfan critique avec raison la dénomination de rachitisme et propose celle d'*ostéolymphatisme*. Ce n'est pas seulement le *système osseux* qui est atteint. *Les ganglions lymphatiques* peuvent l'être en même temps.

Les os ne sont pas touchés comme organes locomoteurs ; ils le sont comme *organes sanguinificateurs*. C'est également comme *organes de la sanguinification* que les ganglions lymphatiques sont lésés. On comprendra que, dans ces conditions, le sang lui aussi peut présenter des altérations qui se traduisent par de l'anémie. *Cet ensemble de symptômes reconnaît pour cause les infections ou les intoxications résultant de troubles gastro-intestinaux chroniques*.

Comment ces infections ou ces intoxications alimentaires peuvent-elles retentir sur les os, les ganglions lymphatiques, le sang ? C'est ce que nous allons montrer, en nous aidant des travaux de Marfan en pathologie infantile.

La digestion est l'arme ordinaire dont se sert l'organisme pour se défendre contre tout corps étranger qui pénètre dans son intérieur et qu'il traite en ennemi, quitte à l'utiliser pour ses besoins. Ce n'est que lorsque la digestion est insuffisante ou impossible qu'il a recours à d'autres moyens. Comme nous l'avons vu, cette digestion se fait jusque dans le sang grâce aux globules blancs ou leucocytes.

Quand il s'agit de la digestion des aliments il se produit, au moment du repas, cette augmentation du nombre de leucocytes dont nous avons parlé, augmentation qui vient de ce que les organes de la sanguinification — moelle osseuse, ganglions lymphatiques, — entrent en plus grande activité sous l'influence d'une excitation partie de l'estomac dès le début de la digestion.

E. Moro a observé que cette poussée leucocytaire ne se produit pas chez l'enfant élevé au sein ; qu'elle est plus ou moins marquée chez l'enfant nourri au biberon ; qu'elle devient considérable chez celui qui vient d'être sevré. Elle est en rapport avec les difficultés de la digestion et le danger que peuvent présenter les aliments, surtout les aliments albuminoïdes, si souvent producteurs de toxines.

« Ces faits, nous dit Marfan, expliquent comment agissent certains facteurs du rachitisme. L'allaitement artificiel bien dirigé, sans troubles digestifs, ne nous a pas paru être une cause efficiente, mais une cause prédisposante de cette affection. Il est probable qu'en excitant la moelle osseuse à produire des leucocytes, il la prépare à cette suractivité anormale qui est à l'origine des lésions osseuses du rachitisme. *Si l'allaitement artificiel réalise une forte suralimentation, il pourra suffire à provoquer cette suractivité pathologique de la moelle : mais alors il est vraisemblable qu'il agit en provoquant une intoxication alimentaire dont les produits vont susciter les réactions anormales des organes hématopoiétiques, particulièrement de la moelle osseuse*.

« C'est sans doute en regardant les choses à ce point de vue que Esser considère la *suralimentation des nourrissons* comme la *cause principale sinon unique du rachitisme*. Il avance que chez les enfants suralimentés, *sans troubles digestifs apparents* de la digestion et chez les rachitiques, on trouve les mêmes modifications des éléments du sang ; il suppose donc que la suralimentation excite d'abord la moelle osseuse, puis l'épuise, ce qui la rend moins propre à l'ossification et détermine le rachitisme. »

La moelle osseuse fait non seulement de l'os, mais encore du sang. Ses altérations retentissent sur l'un et sur l'autre.

L'altération initiale que l'on constate dans l'os consiste en une prolifération des cellules médullaires et en un développement excessif des vaisseaux. Elle entrave la formation des nouvelles couches osseuses ; et, le processus normal se poursuivant, l'os se raréfie. Les cellules perdent peu à peu leur vitalité et, à leur place, on voit se former du tissu fibroïde. Puis le processus de récalcification recommence, mais pour donner un tissu à peu près dépourvu de calcaire, le tissu ostéoïde.

Le périoste, les cartilages épiphysaires peuvent participer à l'irritation de la moelle osseuse.

Ces altérations du tissu osseux sont le résultat d'un processus spécial dont la moelle osseuse est le siège et qui a pour but de l'inciter à produire une plus grande quantité de leucocytes qui sont nécessaires au supplément de travail résultant de la difficulté de la digestion et de la nécessité de neutraliser les toxines provenant du tube digestif.

A la phase d'état succède une phase de guérison où l'os se reconstitue d'une manière plus ou moins complète, avec des déformations plus ou moins accusées.

Le mode de développement des altérations osseuses explique comment les lésions progressent de la profondeur de l'os à sa surface.

J. Guérin a observé que la maladie évolue de préférence de bas en haut dans les os des membres et a formulé une règle à ce sujet.

Le tissu osseux est parfois si peu résistant et si friable que des fractures quelquefois multiples peuvent se produire d'une façon presque spontanée, sous l'influence seule des contractions musculaires. Auguste Broca, dans son service d'hôpital à Paris,en a montré de nombreux exemples.

Les *troubles de la dentition* sont fréquents. Lassègue et Trousseau les signalaient dès 1850. Picot et d'Espine faisaient remarquer que le retard dans la dentition est souvent le premier et le seul indice de la maladie.

Il arrive souvent que l'affection paraît n'affecter que le tissu osseux ; mais en mettant le malade en observation plus ou moins longtemps, on constate d'ordinaire à côté des altérations osseuses *l'augmentation de volume des ganglions lymphatiques et des tissus lymphoïdes*.

Le rachitisme peut se montrer pendant toute la durée de l'ossification. Le plus souvent, on l'observe pendant la première année, et plus particulièrement entre le troisième et le douzième mois. Il correspond à ce moment à une période intense de l'ossification. Après quatre ans, il guérit ou entre en repos. Il peut reprendre dans la grande enfance et dans l'adolescence, au moment de la reprise de l'ossification; il cesse lorsque la croissance de l'os est achevée.

Cette affection est très fréquente. Les déformations osseuses qu'elle produit s'atténuent ou disparaissent avec l'âge quand elles ne sont pas trop accentuées.

« Les modifications de la moelle osseuse expriment une réaction efficace, et précisons-en bien les caractères. Il importe d'abord de remarquer que ces réactions de la moelle osseuse — de même que celles qui peuvent se produire, sous les mêmes influences, dans les autres organes hématopoïétiques, la rate, les ganglions lymphatiques, les tissus adénoïdes — ne sont pas dues à l'action directe sur la moelle, de la cause morbifique, du microbe ou même du poison ; ce sont des réactions à distance, des réactions généralisées, qui se produisent même lorsque l'agent causal et les lésions qu'il détermine restent limitées au point d'introduction ou évoluent loin de la moelle et des organes hématopoiétiques. Elles se produisent dans des conditions telles qu'on ne peut guère invoquer pour les expliquer qu'une stimulation par l'intermédiaire du système nerveux ou par des phénomènes de chimiotaxie...

« Le rachitisme nous apparaît comme le résultat d'un trouble général portant son action sur l'hématopoïèse et l'ostéopoïèse, fonctions qui, dans la première enfance, sont très actives, ont des caractères spéciaux et sont unies par des liens étroits. Il se montre à nous par trois ordres de symptômes principaux : 1° en premier lieu et essentiellement il est caractérisé par des déformations osseuses qui constituent ce qu'on appelle proprement le rachitisme ; il nous semblerait préférable d'en désigner l'ensemble sous le nom de « ostéïsme ». Ces déformations peuvent constituer à elles seules toute la maladie rachitique. Mais il est assez rare qu'elles soient isolées. En général, il s'y joint deux autres ordres de symptômes ; 2° l'intumescence des organes hématopoiétiques, surtout des ganglions, des tissus lymphoïdes du pharynx... A cette intumescence nous attribuerions volontiers le nom de « lymphatisme », car nous donnerions enfin un sens précis à cette expression qui n'a jamais été définie ; 3° les altérations du sang, — c'est-à-dire l'anémie, si fréquente dans le rachitisme, et qui constitue un troisième terme, auquel nous donnerions le nom de « hématisme ». Ces trois éléments se combinent en proportions variables et de ces combinaisons résultent des tableaux cliniques différents. Par là on comprend que nous soyons disposés à substituer au mot *rachitisme* si peu approprié le terme de *ostéolymphatisme* de l'enfance. » (Marfan.)

Tels sont, en quelques mots, la cause, les altérations anatomiques et les symptômes de l'ostéolymphatisme chez l'enfant.

Au point de vue qui nous occupe, la pathologie chevaline offre une ressemblance frappante avec la pathologie infantile.

Résumons les principaux caractères de cette affection chez l'enfant :

Maladie générale présentant un syndrome où les *lésions osseuses* attirent tout d'abord l'attention, pouvant constituer la maladie à elles seules.

Concordance de la maladie avec la période active de l'ossification.

Début dans le cours de la première année.

Ostéite débutant dans la moelle osseuse, sans tendance à la suppuration.

Tumeurs osseuses. Déformation des os.

Fracture spontanée des os.

Retard dans la dentition.

Disparition possible des tumeurs osseuses avec l'âge, quand elles ne sont pas trop volumineuses.

Hypertrophie ganglionnaire.

Anémie.

Les troubles digestifs chroniques sont le plus souvent la cause de cette affection ; car nous n'avons pas à retenir d'autres causes beaucoup plus rares de nature infectieuse, telles que la syphilis, les pyodermites, la tuberculose.

L'ostéite de fatigue de Joly, chez le poulain de pur sang anglais, se présente avec les mêmes caractères et les mêmes symptômes que l'ostéolymphatisme de Marfan chez l'enfant.

C'est une *maladie générale*, puisqu'elle peut frapper les os et les glanglions lymphatiques. Les lésions osseuses, tout comme chez l'enfant, sont les premières à attirer l'attention et peuvent constituer à elles seules l'unique symptôme de la maladie. C'est là ce qui a pu faire croire qu'il ne s'agissait que d'une maladie des os. Mais l'observation attentive montre que souvent, à côté des os, les ganglions lymphatiques peuvent être atteints, comme chez l'enfant. Nous en trouvons la preuve dans le *cornage*, dont les cas sont de plus en plus nombreux et dont la fréquence semble marcher parallèlement avec celle des tares osseuses. Or le cornage est presque toujours dû à la paralysie du nerf laryngé inférieur qui est comprimé par les ganglions trachéo-bronchiques hypertrophiés. La pathologie comparée nous apprend que cette hypertrophie ganglionnaire est un des symptômes de l'ostéolymphatisme.

D'autre part, l'affection, chez le poulain, *concorde avec la période active de l'ossification* et apparaît dans les premières années. Elle se traduit, comme chez l'enfant, par une *ostéite profonde* sur laquelle nous n'avons pas à revenir, en ayant donné la pathogénie et indiqué l'anatomie pathologique. Cette ostéite n'a aucune tendance à la suppuration parce que, comme le dit Marfan dans un des passages que nous avons cités de lui, elle constitue une réaction à distance contre l'agent causal qui évolue loin de la moelle.

Nous retrouvons également ici *la fracture spontanée* dont on enregistre chaque année des cas multiples et dont l'exemple le plus célèbre est celui d'Holocauste s'effondrant à cinquante mètres du poteau dans le Derby d'Epsom qu'il disputait à Flying Fox.

Un symptôme remarquable parmi ces altérations osseuses est *le retard dans la dentition* qui, nous l'avons vu, est fréquent chez l'enfant. Il semble que le pur sang anglais, qui est extrêmement précoce, ne devrait pas le présenter. Il n'en est pas cependant ainsi et Gobert et Cagny peuvent écrire : « On peut constater une éruption plus ou moins hâtive ou tardive chez certains chevaux. A ce sujet, nous ferons remarquer que l'opinion généralement admise qui veut que l'éruption des dents de remplacement soit plus hâtive chez le cheval de pur sang n'est pas juste, à notre avis. *L'un de nous a fréquemment remarqué que les chevaux de cette race retardaient au contraire dans leur évolution dentaire* (1). »

Insistons encore sur *l'hypertrophie ganglionnaire* qui provoque le *cornage* chez le poulain et qui nous est révélée par ce symptôme si grave. — Une épidémie de gourme légère a sévi dans une écurie d'entraînement et il sem-

(1) H.-J. GOBERT et P. CAGNY, le Cheval de course. Paris, 1911, 1 vol. in-8.

ble que tous les chevaux vont guérir. Il en est cependant qui présentent du cornage. Ce cornage provient de ce que les ganglions trachéobronchiques étaient déjà hypertrophiés chez ceux-là, du fait de l'ostéolymphatisme, et que la gourme a accentué cette hypertrophie.

Nous avons vu que, le plus souvent, ce sont des troubles digestifs chroniques qui sont la cause de l'ostéolymphatisme chez l'enfant. La même étiologie doit être invoquée chez le poulain. Elle est d'autant plus acceptable que ses organes digestifs sont très fréquemment dans un état d'irritation constante par suite de la suralimentation à laquelle il est soumis.

Quel rôle joue l'hérédité dans cette affection? Elle peut créer la prédisposition à la maladie, c'est-à-dire la tendance que présente l'organisme à réagir d'une façon exagérée et anormale contre l'agent causal. Ce n'est que lorsque la mère est atteinte de troubles digestifs chroniques que le poulain pourrait être porteur de l'affection en naissant. Mais les cas de ce genre doivent être rares à cause de l'hygiène des poulinières. La prédisposition peut aussi être acquise. Elle résulte alors de mauvaises pratiques hygiéniques, au premier rang desquelles il convient de placer la suralimentation.

Nous pouvons conclure en disant que nous trouvons chez le poulain de pur sang anglais un ensemble de symptômes qui ont la plus grande ressemblance avec ceux que les médecins ont décrits pour le rachitisme ; qu'il est naturel de croire qu'il s'agit d'une même maladie, *l'ostéolymphatisme*, pour lui conserver le nom que Marfan conseille de substituer à celui de rachitisme, qui est impropre; et que ce sont les troubles digestifs. chroniques qui provoquent cette affection.

La locomotion, lorsqu'elle intervient dans la production des tares osseuses à ostéite profonde, agit non comme cause efficiente, mais comme cause occasionnelle.

CHAUFFAGE ET CLAQUAGE

Le claquage consiste essentiellement dans la dilacération et la rupture des fibres des organes affectés.

Dans le chauffage proprement dit, il y a peu ou pas de rupture de fibres et l'affection consiste principalement dans l'échauffement de la partie atteinte dont la température, le volume et la sensibilité sont augmentés.

Voici comment nous pensons qu'on peut le plus souvent entendre la pathogénie de ces affections.

Quand le cheval galope et n'est pas fatigué, le muscle accomplit normalement sa fonction et les déchets des opérations chimiques sont emportés par le torrent circulatoire. Mais quand survient la fatigue, la fibre musculaire, empoisonnée par l'acide carbonique et les déchets de la combustion interstitielle, que le cours du sang n'enlève qu'imparfaitement, se contracte de plus en plus difficilement, est de moins en moins capable de produire du travail. Le muscle alors s'échauffe en vertu d'une loi générale de physique d'après laquelle l'énergie mise en liberté peut se traduire par du travail et de la chaleur ; et comme la somme travail + chaleur reste constante, ainsi que dans l'équation :

$$C + O^2 = CO^2 + \text{travail} + \text{chaleur} ;$$

plus le travail est petit, plus la chaleur est grande.

« Danilewsky a montré qu'un muscle épuisé, incapable de donner des secousses et d'effectuer un travail extérieur, s'échauffe lorsqu'il est excité. L'excitation fait donc que les forces chimiques de tension se transforment en chaleur, et non en travail mécanique. En général, sous l'influence d'une excitation, il y a à la fois chaleur et travail, mais, dans quelques cas déterminés, il y a chaleur sans travail. » (Charles Richet) (1).

Il se passe pour le muscle ce qui se passe pour une balle de plomb projetée par un fusil et qui est d'autant plus chaude qu'elle a été arrêtée par un obstacle plus près de l'endroit où elle a été tirée. L'énergie dont elle est chargée se transforme en chaleur.

De même aussi quand un wattman arrête brusquement sa machine. L'énergie électrique ne trouvant plus à s'employer en mouvement se mue en chaleur, et la machine chauffe.

Si le cheval s'arrête à ce moment, tout peut se borner au chauffage. Mais si l'animal, emporté par son ardeur, continue à galoper avec la même vitesse, et à plus forte raison s'il accélère son allure, sans souci de la fatigue et de la douleur qu'il ressent — comme le font souvent les bons chevaux — le muscle finit par ne plus pouvoir se contracter, est

(1) Charles Richet, Physiologie des muscles et des nerfs. Paris, 1882.

abandonné par la volonté qui lui donnait sa tonicité et, en même temps qu'il s'échauffe de plus en plus, ses fibres tendineuses et le tissu péritendineux se distendent exagérément au point de se dilacérer et de se rompre.

Les choses ne se passent pas habituellement d'une manière aussi simple, et un cheval ne claque pas ainsi d'emblée. On peut prévoir cet accident. Le tendon qui a chauffé récidive ; le chauffage se répète et il s'installe une tendinite chronique qui facilite le claquage.

Les membres antérieurs sont le plus souvent atteints.

Fait digne de remarque : le cheval claque moins souvent dans les courses d'obstacles que dans les courses sur le plat. Cela ne tient pas, croyons-nous, à ce que le cheval d'obstacles a des foulées moins larges que le cheval de plat, puisque les grands vainqueurs d'aujourd'hui en obstacles sont souvent des animaux qui se sont comportés fort honorablement sur le plat ; mais bien plutôt à ce que l'exercice du saut a fortifié ses organes amortisseurs. C'est pour cela que nous comprenons, dans notre méthode d'exercice pour le jeune poulain, le saut, qui fortifie les tendons de ses membres.

Le très jeune poulain est remarquablement doué pour le saut. Nous avons élevé un demi-sang qui, à trois mois, sautait facilement une barrière haute de 1 m. 12, sans qu'on l'y incitât le moins du monde.

L'observation clinique confirme cette pathogénie dynamique du chauffage. On peut le constater après la course ou le galop où il s'est produit, et la rapidité de son apparition exclut toute idée de cause inflammatoire dont les symptômes seraient plus longs à se montrer.

Le cheval qui guérit vite du claquage a eu surtout du chauffage.

ÉDUCATION DU CHEVAL DE COURSE

L'individu est le produit de deux facteurs : *l'hérédité*, qui comprend toutes les influences intérieures agissant sur lui et provenant des géniteurs et des ancêtres ; *l'éducation*, envisagée dans le sens le plus large, qui englobe toutes les influences extérieures provenant du milieu, de l'hygiène, de l'éducation proprement dite, etc...

Des savants, parmi lesquels des biologistes tels que Lœb, Hertwig, Delage, pensent que l'hérédité donne simplement à l'œuf sa constitution physico-chimique et qu'il trouve dans le milieu extérieur les conditions de son évolution future. En un mot on tend à restreindre le rôle de l'hérédité et à augmenter celui des causes extérieures. Cette conception n'est pas faite pour déplaire aux éleveurs de pur sang anglais qui est un cheval artificiel, dont ils peuvent revendiquer la paternité, et ils doivent attendre beaucoup encore de l'éducation telle que nous l'avons définie.

L'hérédité donne donc au poulain les éléments de sa constitution, c'est-à-dire de la structure des mécanismes que son organisme met en œuvre dans ses multiples fonctions. Si tous ces mécanismes fonctionnaient dans un équilibre parfait, ce serait la constitution idéale. Mais il n'en est pas toujours ainsi et il existe le plus souvent une prédominance d'action d'un organe ou d'un mécanisme sur tout le reste de l'organisme. C'est ce qui crée le tempérament.

Les organes, en exceptant les organes génito-urinaires, peuvent être répartis entre quatre grands mécanismes ou appareils :

1°.— L'appareil mécanique proprement dit comprenant les os et les muscles ;

2°. — L'appareil digestif, comprenant le tube digestif et les glandes annexes ;

3°. — L'appareil respiratoire, qui comprend les voies aériennes supérieures, les bronches, les poumons, le cœur et les vaisseaux sanguins ;

4°. — L'appareil nerveux, comprenant le système nerveux, les organes des sens et la peau qui peut lui être rattachée.

Si le tempérament est la résultante du fonctionnement des organes, le caractère est l'expression psychique de l'organisme.

Il est donc facile de comprendre que l'éducation, qui peut influencer le jeu des appareils en présence, doit en même temps influencer le tempérament et orienter le caractère dans tel ou tel sens. L'hygiène, par exemple, exerce une action indéniable sur la manière dont les organes fonctionnent.

L'alimentation précoce et intensive à laquelle le poulain est soumis de très bonne heure développe à son maximum son appareil digestif que suivent son appareil mécanique et son appareil nerveux. Nous ne parlons ici que des cas favorables où les troubles digestifs ne viennent pas contrecarrer les effets recherchés et voulus de l'hygiène.

Par contre, le plus souvent, l'appareil respiratoire reste plus ou moins longtemps en arrière. On peut le constater puisque l'indice respiratoire, — c'est-à-dire le rapport entre le développement du thorax et la taille, — est trop faible tant que le poulain reste à la prairie. L'entraînement y remédie d'une manière plus ou moins complète, et on a ainsi la preuve expérimentale que le poulain a manqué d'exercice.

A quoi tient donc cette insuffisance du développement du thorax? Tout simplement à ceci :

Les poumons et le cœur sont contenus et enserrés dans la cage thoracique et ils ne peuvent se développer que proportionnellement à la dilatation de cette cage, tandis que rien ne bride ni ne comprime les autres appareils et ne s'oppose à leur développement.

Pour déterminer la dilatation thoracique nécessaire au libre développement du cœur et des poumons, il faut « l'effort » qui, à l'inspiration ordinaire, ajoute l'inspiration forcée. C'est l'effort qui, dans l'inspiration forcée, met en jeu des muscles qui ne prennent pas part à l'inspiration ordinaire. Le grand et le petit pectoral, le sterno-cléido-mastoïdien et le grand dorsal ont leur point fixe sur le thorax et servent d'ordinaire à faire mouvoir la tête et l'épaule. Dans les cas exceptionnels, ils font mouvoir les côtes en prenant leur point fixe sur le membre supérieur, le cou ou la tête, après que ceux-ci ont été eux-mêmes fixés. C'est ce qui explique pourquoi le cheval, quand il galope vite, a le cou tendu et raide.

Ainsi donc le cœur et les poumons se développent d'une manière insuffisante chez le poulain tant qu'il n'est pas entraîné. La chose est regrettable au plus haut degré étant données les fonctions du sang. « C'est en effet dans le sang que s'accumulent toutes les énergies nécessaires à la vie, énergies venant du dehors, énergies nées de combinaisons intraorganiques ; c'est lui qui, par son cours incessant, que règle le système nerveux, répartit ces forces dans l'économie, au prorata des besoins de chaque portion de l'organisme. » (Marcel Labbé.)

Et si l'on songe que le poulain galope autant avec ses poumons et son cœur qu'avec ses membres, on se rend un compte plus exact du déchet d'énergie qu'il a à supporter.

Il en résulte qu'une partie tout au moins du temps que passe le poulain à la prairie n'a pas été entièrement utilisée par lui et qu'il n'y a pas acquis les qualités auxquelles son origine et son alimentation lui donnaient droit.

Mais ce n'est pas tout. Cette insuffisance du développement de l'appareil respiratoire va retentir sur le tempérament et le caractère, en favorisant la prédominance d'un des autres appareils ; car c'est surtout dans le premier âge que tempérament et caractère se forment chez le poulain.

Or la chose n'est pas indifférente.

La prédominance de l'appareil digestif produit des individus mous, manquant d'impressionnabilité : celle de l'appareil mécanique donne des individus ayant trop d'importance, d'une énergie souvent insuffisante pour la masse qu'ils ont à faire mouvoir. Quand l'appareil nerveux prédomine, on a des animaux impressionnables à l'excès, peureux, délicats, sujets aux troubles digestifs, de forme très variable. Par contre, la prédominance de l'appareil respiratoire donne des animaux sanguins, d'une impressionnabilité de bon aloi — l'adage latin, « le sang est le modérateur des nerfs », est toujours vrai, — confiants en eux, ardents à la lutte et présentant une forme généralement égale.

Nous venons de parler de la forme ; on emploie souvent les mots « condition et forme » indifféremment l'un pour l'autre. Ils n'ont cependant pas la même signification.

La condition est l'état dans lequel le cheval est susceptible de donner toute sa mesure dans le travail qu'on lui demande, sans que sa santé ait à en souffrir. La condition est le résultat de l'entraînement et est plus ou moins durable.

La forme est la disposition du moment. Elle peut être très instable, mauvaise aujourd'hui, meilleure demain, excellente un autre jour. C'est elle qui fait que, à un certain moment, l'animal fait une course que sa condition ne faisait pas prévoir, qu'il s'est surpassé, dépassant toutes les espérances, et que, à un autre moment, il fait faillite à ces mêmes espoirs qu'on avait mis en lui, et que légitimait sa condition.

La forme est souvent à la merci du moindre incident psychique ou somatique.

L'éducation peut, dans une certaine mesure, prévenir cette instabilité de la forme en agissant sur la formation du caractère et de la volonté, en produisant des animaux bien équilibrés.

Nous nous adresserons pour cela à l'exercice, qui aura en même temps le grand avantage d'augmenter les capacités digestive et respiratoire de l'animal.

EXERCICE ET ENTRAINEMENT

On doit commencer à donner de l'exercice au poulain quand il a trois mois. A cet âge, où on ne lui a pas encore mis le licol, on ne peut songer à user de violence. Le jeune poulain doit rester libre, et c'est en pleine liberté, qu'il doit commencer l'apprentissage de son éducation. Mais pour cela il faut obtenir son consentement. Sa *sensibilité* nous y aidera.

Cette *sensibilité*, il en prodigue les marques à sa mère dont il ne peut se passer et qu'il suit comme son ombre. Il n'est point à cet âge d'affection filiale plus absolue que celle qu'il a pour elle. Le poulain est un sentimental. Il a des crises de désespoir quand on le sèvre brusquement, et il dépérit presque toujours lorsque plus tard il est séparé sans transition de ses camarades. Il est fort heureux qu'il en soit ainsi parce que c'est à cet état affectif que nous allons nous adresser en utilisant l'attachement sans borne qu'il a pour sa mère.

Cette méthode nous permet de conditionner les premiers pas que le jeune animal — qui ne l'oubliera jamais grâce à sa mémoire, — va faire sur une piste d'entraînement, par un des mobiles les plus puissants : le sentiment filial dans toute sa force. Voilà le levier dont nous nous servirons pour agir sur toutes ses facultés et nous assurer le consentement dont nous avons besoin.

A trois mois, le poulain commencera à prendre un exercice méthodique *et nous le ferons entraîner par sa mère.*

Dans ce but, nous aménageons une piste en ligne droite ou circulaire, de trois à quatre cents mètres environ de longueur sur quatre à cinq mètres de largeur, que nous entourons de barrières ; et nous nous servons d'une automobile qui circulera sur un des côtés de la piste. Nous mettons le poulain sur la piste et nous plaçons la poulinière sur l'automobile, la tête tournée du côté du poulain, perpendiculairement à la piste.

Nous ferons remarquer en passant que le poulain aura, pour courir, un excellent terrain autrement favorable que celui de la prairie, qui est parfois dangereux, et que la poulinière, confortablement installée sur l'auto, ne risque pas de se fatiguer.

Dès que l'auto se mettra en marche en emportant la mère, le poulain la suivra inévitablement à la même allure, pourvu qu'elle ne soit pas trop rapide.

On commencera par marcher à l'allure la plus douce, presque au pas, pour habituer le poulain à suivre et de manière à ne pas le fatiguer. Puis progressivement, à mesure que le jeune animal croîtra en âge et en force, on accentuera la vitesse en faisant alterner une allure plus ou moins rapide avec un repos relatif. C'est ainsi que l'on marchera vite pendant vingt, quarante, cinquante, soixante mètres pour aller très doucement ensuite. En un mot, on proportionnera l'exercice à l'âge du cheval.

Du reste, en observant le poulain dans la prairie, on le voit, de temps en temps, comme poussé par une force intérieure, faire des galops impressionnants pour son jeune âge. Tandis que dans la prairie l'animal ne se livre à ces ébats que de loin en loin, sur la piste il prendra un exercice plus répété et qui, réglé avec méthode, ne pourra jamais le fatiguer et contribuera à donner à tout son organisme une trempe supérieure.

Avant tout, de la prudence, de la modération, jamais de surmenage, ni même de fatigue.

Chaque fois que l'on commencera l'exercice sur la piste, on aura soin de faire partir le poulain à une allure un peu vive et sur un commandement, pour qu'il prenne l'habitude de partir franchement et vite. Cette habitude il la conservera plus tard dans ses épreuves sur le turf.

On devra aussi exercer au *saut* le jeune

animal et cultiver cette disposition naturelle. Dans ce but on n'aura qu'à mettre sur la piste deux ou trois obstacles mobiles, dont on fera à volonté varier la hauteur.

Dans le saut comme dans le galop, c'est le train postérieur qui pousse la machine en avant, et le saut développera efficacement l'arrière-train et par conséquent augmentera l'énergie de la propulsion.

En même temps, les organes amortisseurs prendront avec le saut une force beaucoup plus grande. L'animal, après avoir franchi l'obstacle, est obligé de se recevoir et *il en résulte pour lui un accroissement de la résistance de ses tendons, qui claqueront plus difficilement.*

Le saut pratiqué de cette façon par le poulain qui ne s'attardera pas à l'obstacle, poussé par la volonté de rester auprès de sa mère, lui donnera encore une qualité, s'il doit un jour courir en obstacles, il apprendra à *sauter sans arrêt* et *sans perte de temps*.

Plus tard, après le sevrage, le poulain continuera le même exercice de la même manière ; car son affection pour sa mère est toujours assez forte pour qu'il la suive. Dans les savanes de l'Amérique, nous avons souvent vu trois poulains à la suite de leur mère, le plus petit devant, le plus âgé derrière.

Le poulain peut même reporter sur un camarade de box une partie de l'affection qu'il avait pour sa mère et, le cas échéant, on pourra remplacer celle-ci par celui-là.

On mettra assez vite deux ou trois poulains en même temps sur la piste et autant de poulinières sur l'auto. Les jeunes animaux piqués d'émulation apprendront ainsi à lutter de vitesse, à faire assaut de courage, de volonté et d'énergie.

Quand le moment viendra de monter le poulain et de l'entraîner en vue des grandes épreuves, rien n'empêchera de le faire encore entraîner par sa mère. La transition pour lui sera insensible si on a eu le soin de le charger progressivement de poids de manière à atteindre celui du gamin qui le montera.

Ainsi réalisés, l'exercice du poulain et son entraînement constituent pour l'éleveur un sujet d'intérêt constant. Il multipliera ses observations depuis le moment pour ainsi dire où le poulain naîtra jusqu'au moment où il sera pris par le turf. Il se renseignera sur la qualité et la valeur de ses animaux; il jugera de leur degré de précocité. Il pourra aussi prévoir que tel de ses élèves, qui n'a réussi que partiellement sur le plat, peut lui réserver de plus grandes satisfactions en obstacles. S'il ne doit pas faire courir, il se fera une idée assez nette de ce qu'il peut retirer de la vente des produits de son élevage.

La vitesse est la première qualité que doit avoir un cheval de course. Le fond est la vitesse soutenue, c'est-à-dire qu'il consiste dans la durée de la vitesse. On s'en rend compte en voyant, dans les courses de demi-fond ou de fond où les partants sont nombreux, les animaux qualifiés pour être à l'arrivée, se tenir dès le départ dans le peloton de tête, à moins qu'ils ne mènent de bout en bout, comme Aboyeur au dernier Derby d'Epsom.

La vitesse est surtout affaire de mécanisme et on la rencontre plus facilement. Le fond est beaucoup plus rare et demande, avec les aptitudes mécaniques, les hautes qualités qui font le cheval de grande classe, et qui peuvent se résumer dans ce mot : le cœur. Le grand cheval a du cœur au physique et au moral. C'est pour cela que, au point de vue physique ou organique, où nous avons relevé chez le poulain l'étroitesse de la cage thoracique, nous voulons élargir sa poitrine, pour que le cœur puisse s'y développer à l'aise; et que, au point de vue moral, nous voulons le doter du caractère et de la volonté dont il aura besoin pour triompher.

Nous avons vu que le rôle de l'hérédité est probablement moins important qu'on n'est porté à le croire,tandis que celui des influences extérieures, de l'éducation tend à grandir de plus en plus. Par conséquent, on peut penser que l'exercice, comme nous le comprenons, en exaltant toutes les qualités morales et physiques du poulain, l'incitera à s'adapter progressivement à l'allure la plus rapide et la plus soutenue dont il est capable. L'animal le plus hâtif comme le plus tardif ne pourra qu'y gagner.

Le trotteur sera entraîné de la même manière. On aura soin de le maintenir toujours au trot en ralentissant au besoin l'automobile.

Nous nous résumerons en disant que le retard de la dentition — fâcheux pour la bonne mastication chez les animaux dont le tube digestif fonctionne le plus souvent d'une manière défectueuse — le plus grand nombre des tares osseuses, des cas de cornage, de boiterie, etc..., reconnaissent pour cause des troubles digestifs chroniques.

On aura donc tout profit à entourer de « soins pieux » les organes digestifs du jeune animal. Les éleveurs le savent bien et de nombreux auteurs, parmi lesquels on peut citer Lavalard, Gobert et Cagny, Paul Fournier (1), V. Duret (1), Ed. Curot (2), ont insisté sur ce point si important.

Les troubles digestifs sont eux-mêmes dus moins à la qualité qu'à la quantité des aliments ingérés. Comme il n'est pas possible de réduire cette quantité, force est donc de développer la capacité digestive du poulain. Le meilleur moyen à employer est l'exercice dont on constate les merveilleux effets dans l'entraînement bien dirigé, et qui doit être progressif comme l'alimentation. Il sera donné sur un terrain de piste bien aménagé et présentera toute la sécurité désirable.

L'éleveur ne doit pas craindre de donner plus tôt de l'exercice à ses poulains. Les laisser dans un état de repos tout au moins relatif, sous prétexte de ne pas fatiguer leurs membres, c'est absolument comme si l'on mettait en volière de jeunes hirondelles au sortir

(1) Paul Fournier et V. Duret, *Traité pratique d'élevage et d'entraînement.*

(2) Paul Fournier et Ed. Curot, *le Pur sang.*

de leur nid, dans le but de ne pas fatiguer leurs ailes.

Quand les poulains sont nombreux dans une prairie, et surtout pendant l'été, où ils sont retenus pendant de longues heures à l'écurie, il leur arrive, quand on les lâche, de se livrer à des galops qui sont quelquefois excessifs. A part quelques accidents de mauvais voisinages, toujours possibles en pareils cas, ils n'en retirent que des avantages. Cela ne prouve-t-il pas qu'ils sont capables de prendre de pareils galops pour leur plus grand bénéfice? Pourquoi, dès lors, ne pas les leur donner d'une manière méthodique sur une excellente piste ?

Il vient cependant un moment où il est impossible de méconnaître cette nécessité. Quand le poulain a pris beaucoup d'importance, que ses forces ont acquis une puissance qui se manifeste parfois d'une manière embarrassante pour l'éleveur, celui-ci est bien obligé de compter avec elles et de leur donner l'occasion de s'employer. L'exercice méthodique constitue alors une véritable soupape de sûreté contre l'explosion possible de leurs incartades et de leurs violences.

« Certains éleveurs sont partisans de mettre les yearlings au rond pendant une demi-heure ou trois quarts d'heure, c'est-à-dire de les faire tourner au bout d'une longe de quelques mètres de long sur une piste de tan, de sable ou de sciure de bois, dans les deux sens, au pas, au trot et au galop. D'autres éleveurs assurent, non sans exemple à l'appui, que ce travail, dans une position fausse pour le cheval, fait effectuer des mouvements peu naturels, que le corps est tourné et que les membres sont exposés à une inflammation du périoste. Malgré l'avantage qu'il y a ainsi à faire la musculature d'un cheval, à le calmer par un travail mesuré, à lui faire dépenser ses forces, beaucoup d'éleveurs reculent devant les inconvénients. — Un autre moyen est préconisé. C'est une piste ovale de soixante à quatre-vingts mètres de tour, entre de hautes lices. L'homme, muni d'un fouet, se tient dans la partie intérieure et dirige le travail. De cette façon, le cheval peut galoper sans contrainte, l'encolure droite, en ne tournant pas sans cesse, et il est facile de l'arrêter, de le mettre au pas, de changer le sens. Les six dernières semaines, avant le départ à l'entraînement ou avant les ventes de yearlings de Deauville, créent un grand souci aux éleveurs, lorsque les mâles de bon tempérament ont été fortement nourris. » (Saint-Georges) (1).

On conviendra que tous ces moyens sont insuffisants. La longe est un moyen de discipline et d'assouplissement ; encore son emploi est-il critiqué. L'homme armé de son fouet ne peut, dans la piste ovale, obtenir l'effort nécessaire pour débrider le poumon et le cœur, et l'animal doit trop souvent encore tourner dans une piste à trop court rayon.

Le moyen que nous proposons remplit toutes les conditions voulues. Nous utilisons une piste droite de trois à quatre cents mètres

(1) Saint-Georges, *les Courses de chevaux*.

de longueur, ou une piste circulaire de cinquante à cent mètres de rayon; et si on a déjà habitué le poulain à courir sur une piste, même à l'allure la moins rapide, à côté de sa mère placée sur l'automobile, il n'y aura qu'à continuer à se servir de ce moyen pour l'entraîner à une allure proportionnelle à son âge et à ses forces. On lui fera donner, comme on l'entendra, l'effort nécessaire à la dilatation de la cage thoracique. On lui apprendra de bonne heure à courir vite avec le minimum de dépenses, et à galoper, non par crainte du fouet, mais pour un but élevé que lui suggère le sentiment filial. On développera de cette façon tous ses ressorts physiques et moraux. De plus, tandis qu'avec la longe, et même avec la petite piste ovale, on n'exerce qu'un seul cheval, on pourra, si l'on donne la préférence au moyen dont nous parlons, exercer ou plutôt entraîner — car à ce moment il s'agira d'un véritable entraînement — plusieurs yearlings à la fois, côte à côte, qui, dans leur compétition, feront assaut d'émulation, chacun voulant ne pas se laisser dépasser. *On apprendra à chacun d'eux à vouloir être le premier.*

Nous voulons encore reproduire quelques lignes de Paul Fournier et V. Duret qui montrent bien l'importance considérable qu'il faut attacher à l'exercice pour le poulain quel que soit son âge :

« Il faut que l'éleveur sache diriger le poulain en croissance, pour amener à leur parfait développement la masse confuse d'attitudes qui, chez lui, sont en germe.

L'alimentation intensive seule suffit-elle pour obtenir ce résultat ? Nous ne le croyons pas. Nous pensons que le travail musculaire modéré offrira des ressources précieuses à l'éleveur de yearlings, *grâce à son action décisive sur le développement des poulains.* Mais il importe de savoir l'utiliser au mieux, pour développer l'ensemble de l'organisme, ses divers organes ou appareils, pour en perfectionner le fonctionnement sans troubler toutefois l'équilibre qui existe naturellement entre eux, de telle sorte que la valeur physique de cet organisme augmente, qu'il soit rendu plus fort et partant plus précoce.

Nous savons qu'il est dangereux de prescrire de l'exercice aux jeunes poulains. Ceux-ci possèdent une gymnastique à eux, la meilleure que l'on puisse jamais leur donner : ce sont les ébats à la prairie. *Il y a là une indication à suivre rigoureusement, c'est de les placer dans des paddocks assez vastes pour qu'ils puissent galoper à leur aise.*

Plus tard, lorsque vient le mois de juin, en prévision de l'entrée du poulain dans une écurie d'entraînement, l'*exercice obligé devient un impérieux besoin*. Cet exercice consistera en plusieurs galops dans la prairie.....

Plusieurs éleveurs, soucieux de faire prendre un exercice *supplémentaire* à leurs yearlings, ont disposé leurs paddocks de façon à obliger leurs poulains à galoper. M. Unzue, entre autres, a eu l'heureuse idée d'installer les abreuvoirs à l'extrémité des prairies des poulains, pour forcer ces derniers à faire de longs temps de galop pour aller boire. En France, un éleveur connu a fait établir, à l'instar de M. Haggin, l'éleveur du Rancho del Paso, une piste où les youngsters sont poussés à toute allure plusieurs fois par jour. »

Ces mêmes auteurs écrivent aussi : « Nous sommes partisans de sortir les poulains avec leur mère dès les premiers jours de leur naissance... Ces premières sorties ne doivent pas être de longue durée. Pendant les premières semaines on les laissera peu de temps à la prairie, surtout par les temps humides : *les jeunes poulains galopent beaucoup*, attrapent chaud et se couchent parfois sur l'herbe mouillée, ce qui peut occasionner des refroidissements et des douleurs rhumatismales. »

Cette page met bien en évidence la qualité essentielle du jeune poulain : à peine est-il né, qu'il galope. N'avons-nous pas dit qu'il est fait pour galoper comme l'oiseau pour voler ? Et il est manifeste que s'il peut galoper, c'est qu'il a un squelette assez résistant pour le lui permettre. C'est pour cela que, tout d'abord, il se développe davantage par en bas et ses canons témoignent par leurs dimensions, qui semblent exagérées, qu'ils sont là pour s'employer. Il n'est que juste, du reste, de les ménager.

Mais voilà des poulains dont le galop est la raison d'être et qui s'en donnent à cœur joie. Tout le monde convient que cet exercice leur est particulièrement utile et salutaire. Pourquoi donc alors ces galops, qui sont bienfaisants lorsque les jeunes poulains les prennent d'eux-mêmes dès leur naissance, deviennent-ils tout d'un coup dangereux dès qu'on les leur fait prendre après quelques mois ? Cependant, dans ce dernier cas, on peut mettre tous les atouts de son côté. On peut choisir un excellent terrain, régler à volonté la durée et les phases de l'exercice, mesurer son intensité avec la plus grande précision.

Cette question mérite d'être posée et résolue.

La raison qui nous paraît la plus vraisemblable est la suivante. Lorsque le poulain galope de lui-même, il emploie un *moyen naturel* et il n'y a plus, dès lors, qu'à l'empêcher d'abuser. Mais lorsqu'on le fait galoper, on est obligé d'avoir recours à un *moyen artificiel* et jusqu'ici il n'en est aucun de recommandable. *L'exercice par lui-même est toujours utile et bienfaisant. Ce qui est dangereux, c'est le moyen artificiel.*

Or justement le moyen que nous proposons est le même que celui qu'emploie le foal : c'est le moyen naturel. *Il n'y a, en effet, aucune différence pour celui-ci entre suivre sa mère placée sur l'automobile, — et suivre sa mère dans la prairie quand elle se décide à galoper.* En outre il est plus facile de mesurer ses temps de galop à côté de sa mère sur l'auto. Dans la prairie, c'est autrement malaisé.

Si l'éleveur remarque que certains de ses poulains ont des aptitudes particulières pour le saut, il aura souvent intérêt à les exercer dès l'abord en vue des courses d'obstacles. Ils acquerront vite une supériorité que donne toujours dans les exercices d'adresse le début dans le jeune âge.

Quant au poulain trotteur qui, abandonné à lui-même à la prairie, prend trop souvent avec ses camarades de mauvaises habitudes en galopant, on lui apprendra à trotter correctement en le tempérant de la voix et du geste, en même temps que l'on ralentira l'automobile sur laquelle sa mère est placée. Le jeune animal mettra ainsi complètement à profit le temps si long qu'il passe à la prairie, et cet exercice quotidien, graduel et progressif, le familiarisera définitivement avec le trot.

Poitiers. — Imp. G. ROY, 7, rue Victor-Hugo.

www.ingramcontent.com/pod-product-compliance
Ingram Content Group UK Ltd.
Pitfield, Milton Keynes, MK11 3LW, UK
UKHW021649260726
13994UKWH00003B/1362

9 782329 327266